"贵州乡村振兴"书系获
贵州出版集团有限公司出版专项资金
资　助

“农村健康生活知识手册”丛书

慢性阻塞性肺疾病
防治知识手册

贵州省疾病预防控制中心 / 编
张　骥　胡远东 / 主编

贵州出版集团
贵州科技出版社
·贵　阳·

图书在版编目（CIP）数据

慢性阻塞性肺疾病防治知识手册 / 贵州省疾病预防控制中心编 ; 张骥，胡远东主编. -- 贵阳 : 贵州科技出版社，2023.6

（“农村健康生活知识手册”丛书）

ISBN 978-7-5532-1277-7

Ⅰ. ①慢… Ⅱ. ①贵… ②张… ③胡… Ⅲ. ①慢性病－阻塞性肺疾病－防治－手册 Ⅳ. ①R563.9-62

中国国家版本馆CIP数据核字(2023)第252294号

慢性阻塞性肺疾病防治知识手册

MANXING ZUSEXING FEIJIBING FANGZHI ZHISHI SHOUCE

出版发行 贵州出版集团　贵州科技出版社

地　　址 贵阳市观山湖区会展东路 SOHO 区 A 座（邮政编码：550081）

出 版 人 王立红

经　　销 全国各地新华书店

印　　刷 贵州新华印务有限责任公司

版　　次 2023 年 6 月第 1 版

印　　次 2023 年 6 月第 1 次

字　　数 48 千字

印　　张 2.625

开　　本 787 mm x 1092 mm　1/32

定　　价 15.00 元

“贵州乡村振兴”书系编委会

“农村健康生活知识手册”丛书编委会

总序

“贵州乡村振兴”书系诞生于如火如荼实施的乡村振兴战略大背景之中，从立意、策划、约请作者、编辑书稿、整体设计，直至当前首批成果即将付梓，时间已过去三年。三年中，书系历经多次思路的调整和具体方案的修改，人事也多有变更，但书系所有参与者为乡村种植、养殖产业发展提供技术服务，为乡村生态文明建设提供价值引领，为乡村振兴取得新成果进行总结与宣传的“初心”，迄今没有改变。

编辑出版“贵州乡村振兴”书系，主要目的是让最前沿的科学知识和成熟的实用技术尽快转化为解决实际问题的要素和生产力提升的推进器。伴随着“贵州乡村振兴”书系抵达田间地头，实用知识和技术“飞入寻常百姓家”。在中国这样有着悠久历史的农业大国，农业科学技术日新月异，不断地推动着种植业、养殖业的发展；与此同时，我国是人口大国，为人民健康保驾护航的医学同样发展迅速。快速发展意味着科学知识、实用技术更新迭代的加快，只有使用最新的成熟技术和知识，才能为贵州产业发展、生态环保、健康生活提供保障，满足广大群众的期盼和渴求。书系中的各个板块，都力图将相关领域最新科学知识和技术化繁为简、化难为易，让阅读该书的广大群众尽快掌握和运用。

在形式上，书系以图文搭配、图文互彰的活泼形式，让严谨的科技知识更易被普通群众接受。书系的主要服务对象为活跃在田间地头的科技特派员、村里的种植户与养殖户（包括合作社、公司等负责人）、农村特殊人群（如患常见疾病的病人、职业病病人、孕产妇、老年人、儿童等）、驻守一线的村干部、返乡大学生、农技员等，如何将正确的理念、前沿的知识、优秀的技术"接地气"地传达给他们，经调查研究、试验、甄别，参考优秀"三农"图书，最终，我们采用科普读物、学术专著兼具，但对科普有所偏重的组织架构。其中，科普读物采用清晰明了的图片、图示配合简明易懂的文字这一出版形式：文字简洁，可以让读者直接抓住实用知识和信息，不走弯路，节省时间；清晰的图片、图示，既可将方块字、数据蕴含的信息可视化，又能丰富和补充文字信息，甚至能呈现由于文字自身的模糊性而无法清楚传递的信息。活泼的设计也有助于调节视觉疲劳和阅读节奏，让纯粹以获取知识和技能、解决问题和困难为目的的阅读不再枯燥乏味。此外，书系中大部分图书采用了口袋书设计，便于携带。

书系的作者，都是在相关领域有扎实的专业知识的。在种植、养殖板块，我们邀请了从事教学和研究多年的专家，以及长期深入田间地头指导具体操作的科技特派员和农技员；在健康板块，作者都从医多年，对于农村人群健康素养水平的提升、常见疾病的防治等经验丰富；在农村“五治”（治垃圾、治厕、治水、治房、治风）板块，我们邀请了从事规划和教学的专家……总之，书系作者既对自己研究的领域有扎实研究，又熟悉贵州的气候、资源禀赋、地形地貌等，与此同时，他们还十分了解这片土地上生活着的人们内心的期待和需求，有着以自身所学所研回馈这片土地的质朴赤子情，也有着“将论文写在大地上”的奋斗精神。

“贵州乡村振兴”书系目前包含“生态农村建设系列”丛书、“农村健康生活知识手册”丛书、“茶叶栽培加工技术手册”丛书、“特色中药材种植养殖技术手册”丛书、“林木作物、农作物种植技术手册”丛书、“畜禽养殖技术手册”丛书、“水产生态养殖技术手册”丛书、“农技员培训系列”丛书等。随着乡村振兴战略的实施，我们也将适时新增板块，以配合和助力贵州乡村振兴的强力推进。当然，虽名为“贵州乡村振兴”书系，主要是为配合贵州乡村振兴工作而策划，但也适用于国内其他部分省（区、市）。

贵州曾是全国脱贫攻坚主战场，当前则是全国乡村振兴战略实施的主战场，统筹城乡一体化发展的任务十分艰巨。

希望“贵州乡村振兴”书系的推出，可以切实助力于“新型工业化、新型城镇化、农业现代化、旅游产业化”目标的实现，乃至助力于全面建成社会主义现代化强国和实现中华民族伟大复兴。

是为序。

中国工程院院士

贵州大学校长

2023 年 3 月

序

提升农村群众健康素养水平是实施乡村振兴战略的重要前提，是农村经济社会发展的重要基础，是巩固拓展脱贫攻坚成果的重要保障。2021年，中央一号文件《中共中央　国务院关于全面推进乡村振兴加快农业农村现代化的意见》专门提出：全面推进健康乡村建设，加强妇幼、老年人、残疾人等重点人群健康服务，加强对农村留守儿童和妇女、老年人以及困境儿童的关爱服务。2022年，《国务院关于支持贵州在新时代西部大开发上闯新路的意见》（国发〔2022〕2号）进一步提出：推进健康贵州建设，提升基层卫生健康综合保障能力。2023年，《中共中央　国务院关于做好2023年全面推进乡村振兴重点工作的意见》提出：加强农村老幼病残孕等重点人群医疗保障，最大限度维护好农村居民身体健康。

我国现有5亿多农村人口，其中外出务工人员，以及留守老人、留守儿童等特殊人群占很大比例。贵州省疾病预防控制中心的监测数据显示，贵州农村人群的死亡率高于全国及西部平均水平，因慢性病导致的死亡人数占农村全部死亡人数的84.0%。2018年，贵州农村居民接受健康体检的比例仅有32.2%，低于城市地区比例（41.0%），而高血压、糖尿病等慢性病的患病率，农村与城市已没有差异。

如何做好巩固拓展脱贫攻坚成果和乡村振兴的有效衔接，如何推进健康乡村建设，开展健康知识的普及与宣传，增强农村群众的文明卫生意识和健康素养水平，是巩固拓展健康扶贫成果、实施乡村振兴战略的重要课题。

欣闻“贵州乡村振兴”书系即将出版，其中由贵州省疾病预防控制中心牵头编写的“农村健康生活知识手册”丛书以图文并茂的形式，围绕当前农村地区的常见病、多发病以及广大农村群众关心的健康问题，不仅介绍了高血压、糖尿病等常见病的防治知识，老年人、儿童、孕产妇等重点人群的健康管理方法，农村常见毒蘑菇识别要点，农村常见意外伤害、自然灾害防治知识等，还对农村群众就业、就医中急需的职业病防治、医保政策要点以及合理用药、免疫接种、膳食营养等知识进行了科普宣传，内容深入浅出，文字通俗易懂，契合农村群众的实际需要。这种形式的健康科普非常符合世界卫生组织提出的“将健康融入所有政策（Health in All Policies，HiAP）”的方针，必能为提升广大农村群众的健康素养水平发挥积极的作用。

衷心祝愿阅读该丛书的广大农村群众，更加健康，更加幸福！

吴静

2023 年 2 月 1 日

（吴静为中国疾病预防控制中心慢性非传染性疾病预防控制中心主任，研究员）

目　录

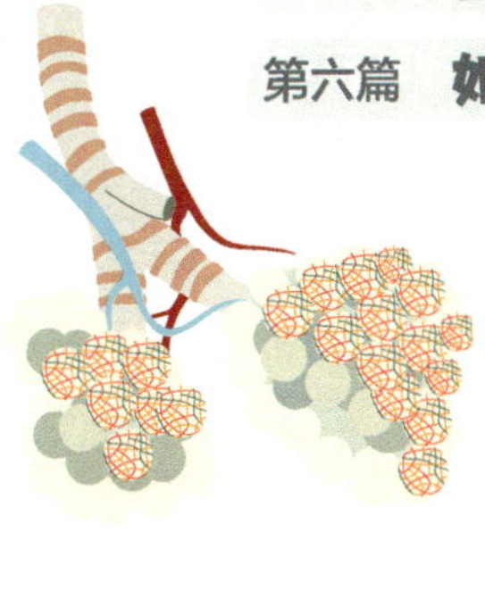

第一篇

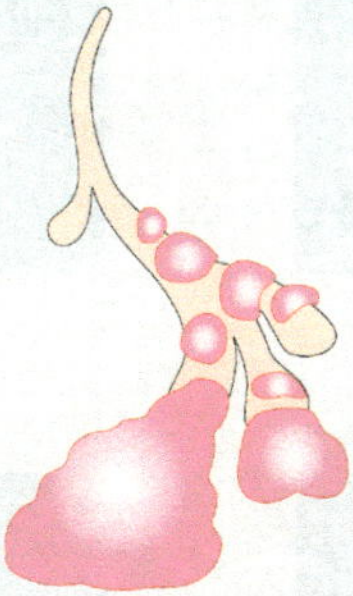

对呼吸系统的基本认识有哪些？

呼吸系统是怎样构成的？

呼吸系统包括呼吸道（鼻腔、咽、喉、气管、支气管）和肺。肺由肺泡、血管和淋巴管构成。

通常将鼻腔、咽、喉称为上呼吸道，气管及以下的气体通道（包括肺内各级支气管）称为下呼吸道。

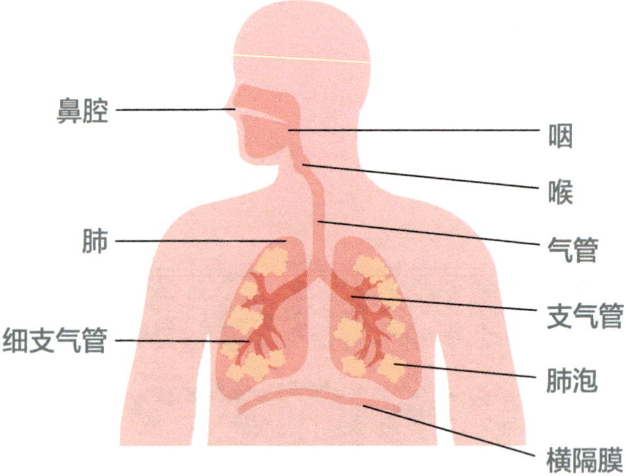

人是怎样进行呼吸的？

人体的呼吸运动是依靠呼吸肌的收缩和舒张进行的。膈肌是人体最重要的呼吸肌，膈肌收缩时，胸腔的上下径加大，形成吸气过程；膈肌舒张时，扩大的胸廓回弹，形成呼气动作。

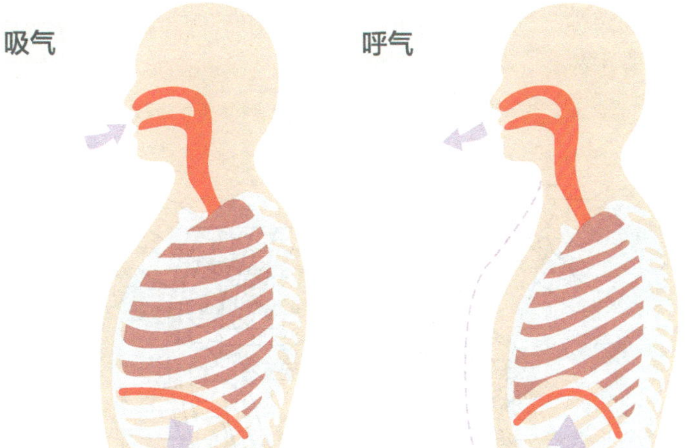

肺部是如何进行气体交换的？

肺部的气体交换主要是通过肺泡完成的，人体吸入的氧气进入肺组织后到达肺泡。构成肺泡和毛细血管的细胞都是单层细胞。氧气可以很快通过这层细胞从肺泡进入血液中，同时血液中的二氧化碳由血液进入肺泡，然后呼出体外。

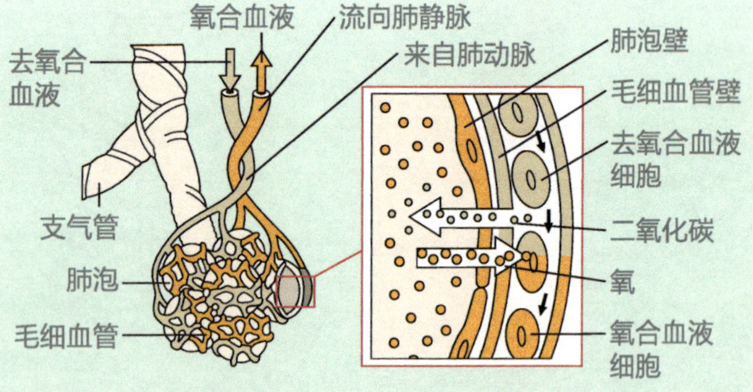

什么是阻塞性通气障碍？

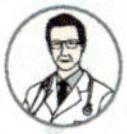

阻塞性通气障碍指由于各种原因使呼吸道中一个或多个环节出现狭窄、阻塞、气道开放不足或提前关闭引起的通气功能障碍。

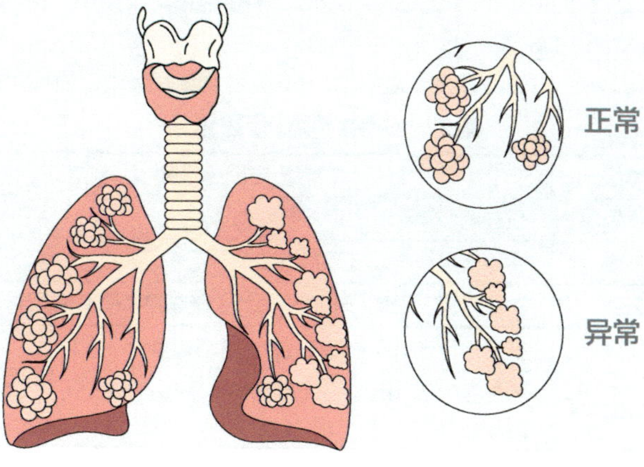

有哪些常用量表可以用于呼吸健康评价？

改良版英国医学研究委员会（mMRC）呼吸困难量表（表1）由患者选择最符合本人情况的等级，等级越高，患者呼吸困难的程度越重，说明患者病情越重。慢性阻塞性肺疾病（简称“慢阻肺”，COPD）患者自我评估测试（COPD Assessment Test，CAT）量表（表2）评分范围为0～40分，分数越高，表明该病对健康和生活的影响越大。

表1　mMRC呼吸困难量表

等级	呼吸困难严重程度
0 级	仅在剧烈运动时出现呼吸困难
1 级	平地快步行走或步行爬小坡时出现气短
2 级	由于气短，平地行走时比同龄人慢或需要停下来休息
3 级	在平地行走100米左右或数分钟后需要停下来喘气
4 级	因严重呼吸困难以致不能离开家，或在穿衣服、脱衣服时出现呼吸困难

表2 CAT量表

测试因子	症状	评分						症状
咳嗽	我从不咳嗽	0	1	2	3	4	5	我总是咳嗽
咳痰	我一点痰都没有	0	1	2	3	4	5	我有很多痰
胸闷	我一点也没有胸闷的感觉	0	1	2	3	4	5	我感觉胸闷很严重
呼吸困难	当爬坡或运动时我没有气喘	0	1	2	3	4	5	当爬坡或走一层楼时我感觉呼吸困难
日常活动	我在家里的活动都不受慢阻肺影响	0	1	2	3	4	5	我吃饭、穿衣等活动都受到慢阻肺的影响
情绪	尽管我有肺病，但我有信心外出	0	1	2	3	4	5	因为我有肺病，我做任何事都没有信心
睡眠	我睡眠很好	0	1	2	3	4	5	我睡眠很不好
精力	我精力旺盛	0	1	2	3	4	5	我一点精力都没有

什么是6分钟步行试验？

6分钟步行试验（6MWT）是让患者采用徒步运动方式，测试其在6分钟内在平坦的表面上，以能承受的最快速度（速度由患者自己控制）行走的最大距离。6MWT可以对心血管系统、呼吸系统、运动系统、神经系统进行全面、完整的评价。

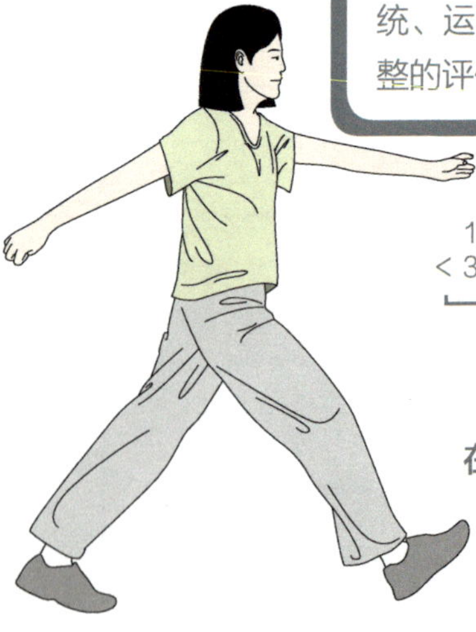

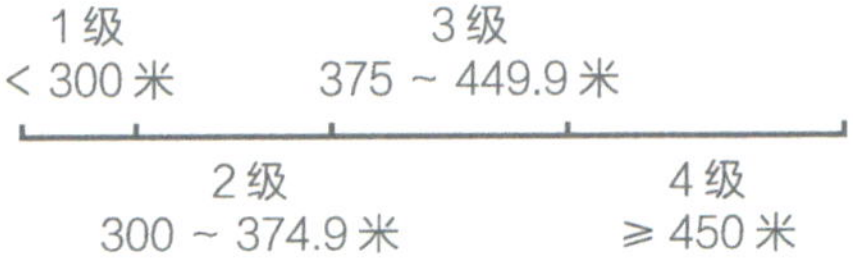

在平地尽可能快速地走6分钟，
测量步行距离

第二篇

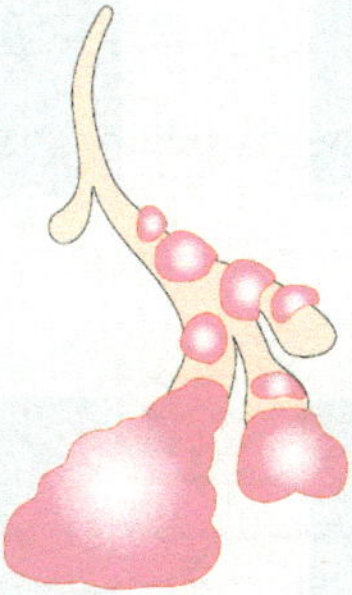

对慢阻肺的基本认识有哪些？

什么是慢阻肺？

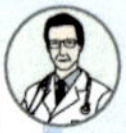

慢阻肺是慢性阻塞性肺疾病的简称，是一种常见的可预防的、可治疗的慢性呼吸系统疾病。

慢阻肺的主要特征是呼吸道气流受限和明显的呼吸系统症状。

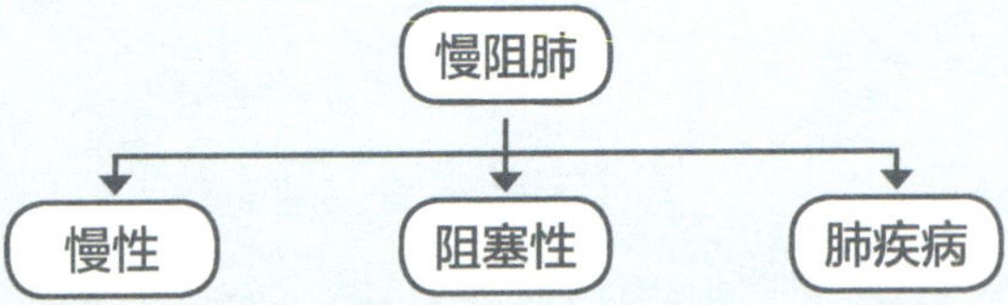

慢性，指疾病长期存在，不是指疾病危险性小、程度轻。

阻塞性，指气道堵塞、呼吸不通畅，使空气没有办法自如地进出肺部。

慢阻肺是怎样发生的？

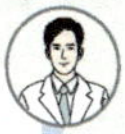

慢阻肺患者气道变狭窄了，肺泡不能正常进行气体交换，从而出现呼吸困难的症状。

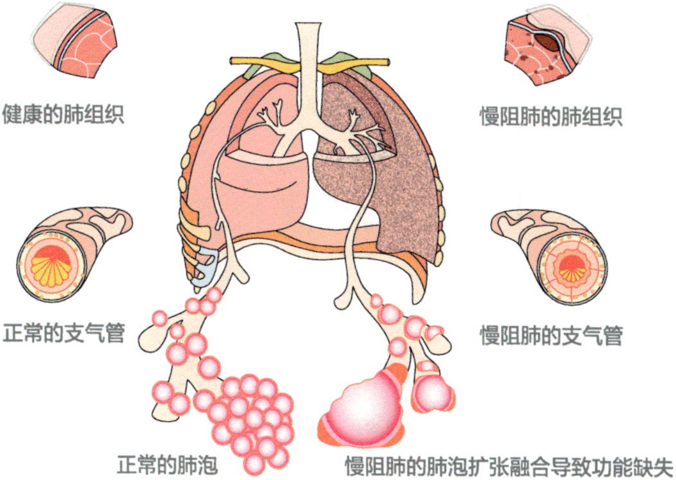

慢阻肺对人体有哪些危害？

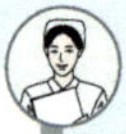

慢阻肺会引起人体多种并发症，包括肺动脉高压、肺纤维化、骨质疏松、抑郁等。

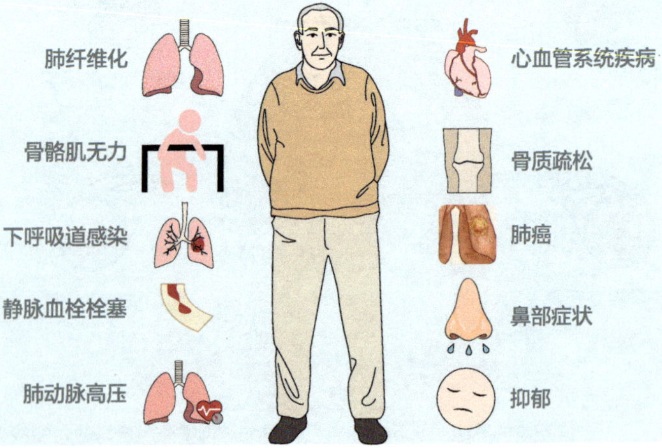

第二篇

我国患慢阻肺的人多吗？

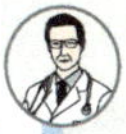

我国20岁以上、40岁以下人群慢阻肺患病率为8.6%；40岁及以上人群患病率为13.7%，相当于40岁及以上的人群，100个人中就有近14个人患慢阻肺。据此估算，我国约有慢阻肺患者1亿人。

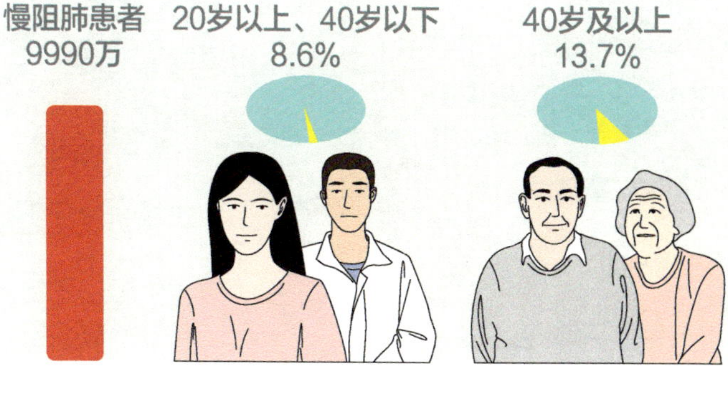

哪些因素可以引起慢阻肺？

慢阻肺发病因素包括环境因素与个体易感因素两大类。

吸烟是慢阻肺最重要的致病因素，而细菌和病毒感染，以及煤炭烟雾和柴草、动物粪便等生物燃料烟雾，都可能引发慢阻肺。

慢阻肺的发病因素

环境因素	个体易感因素
吸烟	遗传因素，α_1-抗胰蛋白酶缺乏
职业性粉尘及化学物质	支气管哮喘
空气污染	气道高反应性
感染	出生时低体重与肺发育不全
社会经济环境	

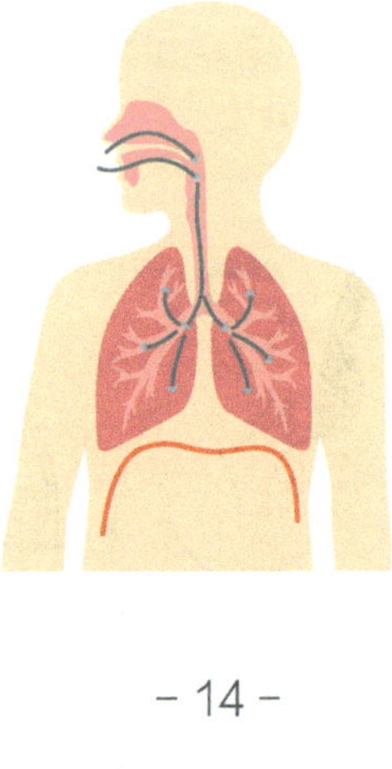

哪些人容易患慢阻肺？

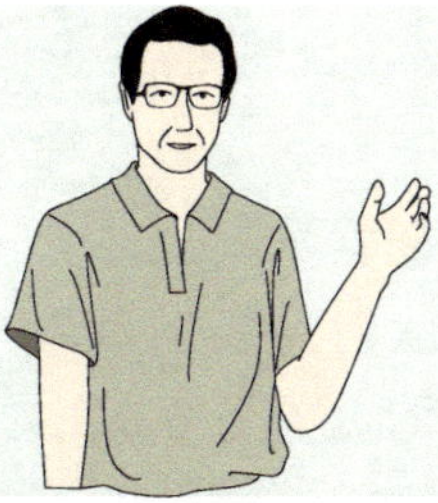

35岁及以上，伴有慢阻肺主要症状，且有吸烟史、职业粉尘暴露史、化学物质接触史、生物燃料烟雾接触史、慢阻肺家族史等情况者，容易患慢阻肺。

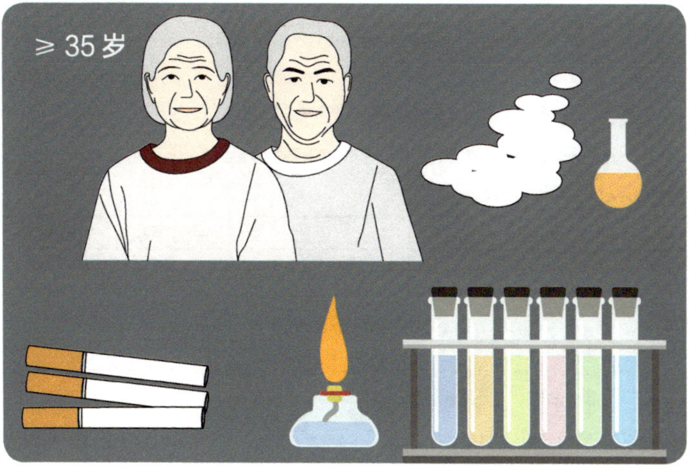

怎样判断自己是否容易患慢阻肺?

通过《慢性阻塞性肺疾病人群筛查问卷》(COPD-PS)(表3)和《慢性阻塞性肺疾病自我筛查问卷》(COPD-SQ)(表4),可初步判断被调查者是否为慢阻肺的高危个体。前一个问卷总得分≥5分和后一个问卷总得分≥16分,就可认为是慢阻肺高危个体。

表3 慢性阻塞性肺疾病人群筛查问卷(COPD-PS)

这是一份关于您最近呼吸状况和活动能力的问卷,请您回答问卷时选择最能描述您实际情况的答案。

问题	回答	评分标准	得分
1.您今年多少岁?	35~49 岁	0	
	50~59 岁	1	
	60~69 岁	2	
	≥ 70 岁	2	
2.在您的生命中,您是否已经吸了至少100支烟?	否	0	
	是	2	
	不知道	0	

续表

问题	回答	评分标准	得分
3.过去1个月内，您气短有多频繁?	从未感觉到	0	
	很少感觉气短	0	
	有时感觉气短	1	
	经常感觉气短	2	
	总是感觉气短	2	
4.您是否曾咳出过“东西”，例如黏液或痰?	从未咳出过	0	
	是的，但仅在偶尔感冒或胸部感染时咳出过	0	
	是的，每月都咳出过几天	1	
	是的，大多数日子都咳出过	1	
	是的，每天都咳出过	2	
5.请选择能够最准确地描述您在过去12个月内日常生活状况的答案，如因为呼吸问题，我的活动量变少了。	强烈反对	0	
	反对	0	
	不确定	0	
	同意	1	
	非常同意	2	

表4　慢性阻塞性肺疾病自我筛查问卷（COPD-SQ）

每小题只选择1个最符合您的答案，参考评分标准积分，相加得总分。

问题	回答	评分标准	得分
1. 您的年龄?	40～49岁	0	
	50～59岁	3	
	60～69岁	7	
	≥70岁	10	
2.您吸烟的总量（包/年）=每天吸烟____包×吸烟____年	0～14包/年	0	
	15～30包/年	1	
	≥30包/年	2	
3.您的体重指数（千克/米^2）＝体重__千克/身高__米^2 [如果不会计算，您的体重属于以下哪类? 很瘦（7），一般（4），稍胖（1），很胖（0）]	＜18.5千克/米^2	7	
	18.5～23.9千克/米^2	4	
	24.0～27.9千克/米^2	1	
	≥28千克/米^2	0	

续表

问题	回答	评分标准	得分
4. 没感冒时您是否经常咳嗽?	是	3	
	否	0	
5. 您平时是否感觉有气促?	没有气促	0	
	在平地急行或爬小坡时感觉气促	2	
	平地正常行走时感觉气促	3	
6. 您目前使用煤炉或柴草烹饪、取暖吗?	是	1	
	否	0	
7. 您的父母、兄弟姐妹及子女中，是否有人患哮喘、慢性支气管炎、肺气肿或慢阻肺?	是	2	
	否	0	

怎样区分慢阻肺和哮喘？

慢阻肺和哮喘的区别详见表5。

表5　慢阻肺和哮喘的区别

患病特点	慢阻肺	哮喘
发病年龄	中老年，大部分患者50岁及以后发病。35岁及以下发病者很少见	常在儿童期发病
诱发因素	患者本身存在气喘等，有诱发因素后加重	接触过敏原等后加重，用药后可缓解，也可自行缓解
可逆性	疾病不可逆转	疾病长期控制后可逆转
伴随情况	桶状胸，有营养不良表现	伴有过敏性鼻炎、湿疹
病史	吸烟引起的病史	过敏史、哮喘家族史等

第三篇

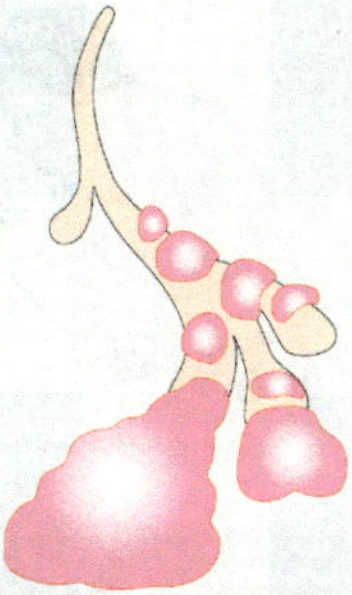

如何诊断慢阻肺？

慢阻肺有哪些临床症状？

咳嗽

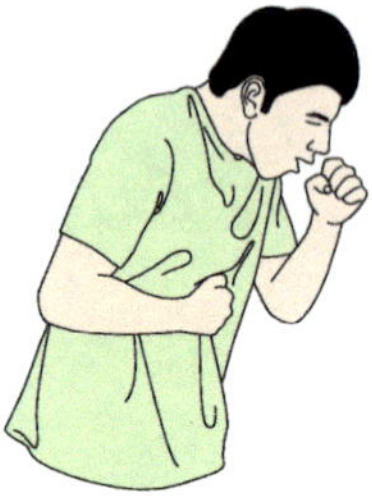

清晨咳嗽最为频繁、剧烈，白天以阵发性咳嗽为主；病情重时经常会整日咳嗽。

咳痰

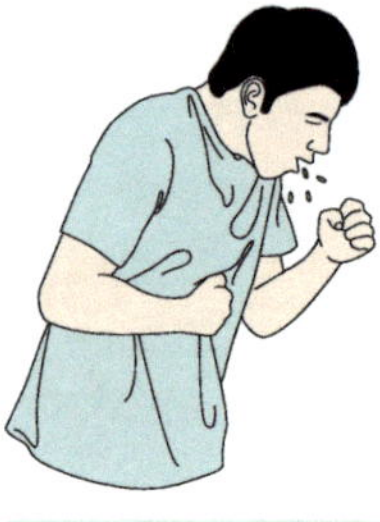

咳嗽时会咳出少量黏痰；合并感染时痰量增多，可有脓性痰。

呼吸困难

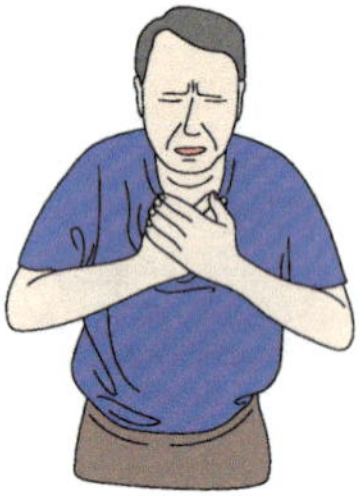

呼吸困难是慢阻肺的标志性症状，也是患者焦虑的主要原因。早期仅在体力劳动时出现，而后逐渐加重，甚至休息时也会气促。

第三篇

怎样诊断慢阻肺？

对于年龄40岁及以上、有长期吸烟行为的人，如果出现咳嗽、咳痰3个月以上，且在活动后有气促症状，就应该及时到医院进行肺功能检测，以确诊是否患上了慢阻肺。

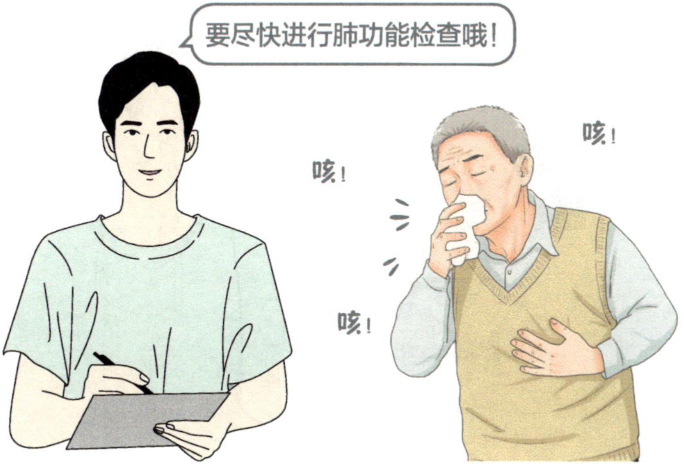

肺功能检查是什么？

肺功能检查是受试者通过吹气嘴和导管连接肺功能仪，使用吹气嘴时用鼻夹夹住鼻翼，在操作员的指导下进行吸气和吹气，肺功能仪对受试者的吹气流量及流速进行分析，检查肺功能状况。一般做完肺功能检查以后 1 小时内可以得出检查结果。

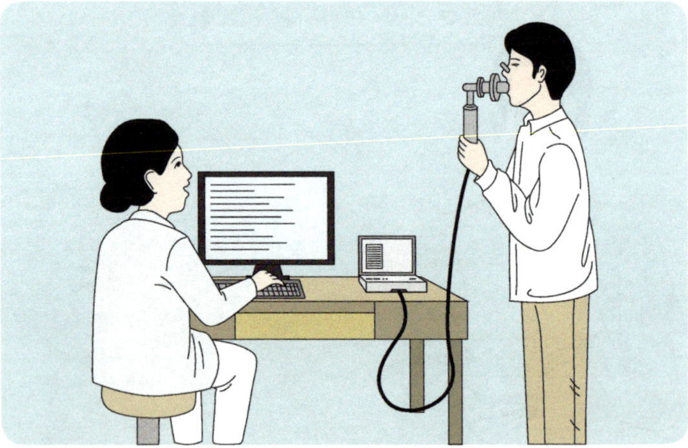

第三篇

肺功能检查怎么做?

在做肺功能检查时，应保持用嘴呼吸，并尽可能含紧吹气嘴，以保证测试过程中不漏气。先平静呼吸几次，然后听从医生的指令，尽力吸气到不能再吸，再以最快速度把气吹到气筒中。

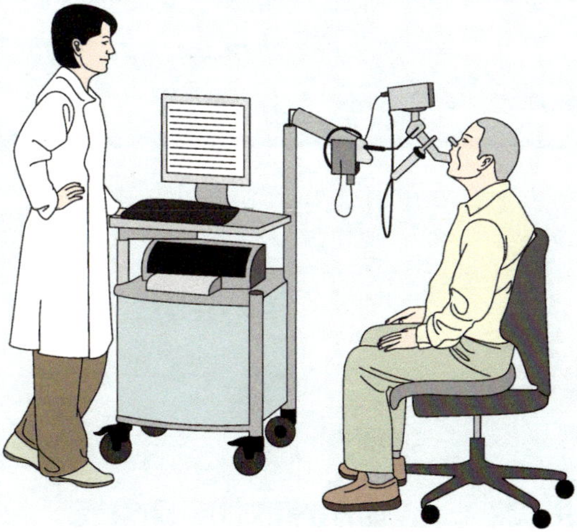

肺功能检查前要注意什么？

肺功能检查前应评估是否有禁忌证。有严重低氧血症，近期发生气胸、肋骨骨折、心脑血管疾病且病情未得到控制，消化道或呼吸道活动性出血、当日须进行内镜检查、活动性呼吸道感染或传染病等情况的患者，以及习惯性流产孕妇等特殊人群，应当由医务人员详细评估是否可以进行肺功能检查。

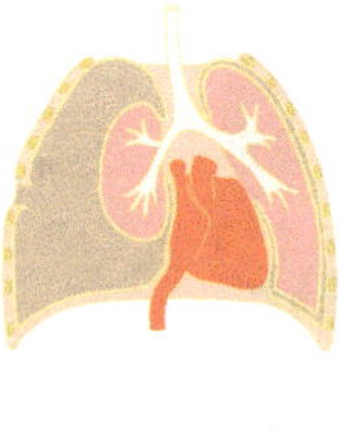

近期发生气胸

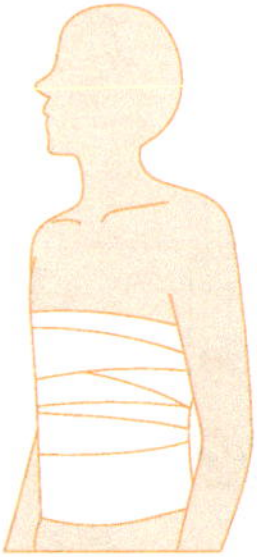

肋骨骨折

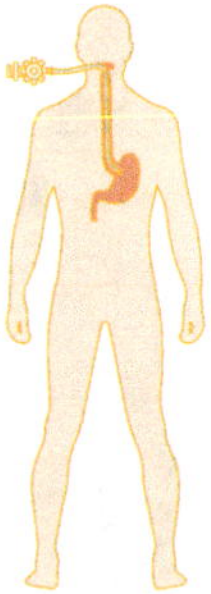

胃镜检查

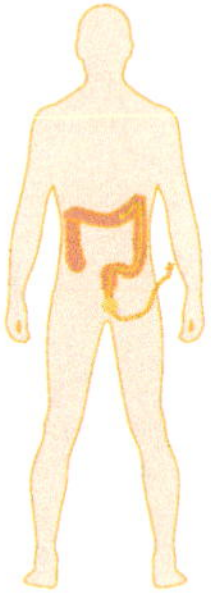

肠镜检查

第三篇

肺功能检查结果怎么看?

肺功能检查中，在吸入支气管舒张剂后，第一秒用力呼气量（FEV_1）与用力肺活量（FVC）的比值（即一秒率）< 0.7，即可判断为慢阻肺。具体可以参见图 1、图 2。

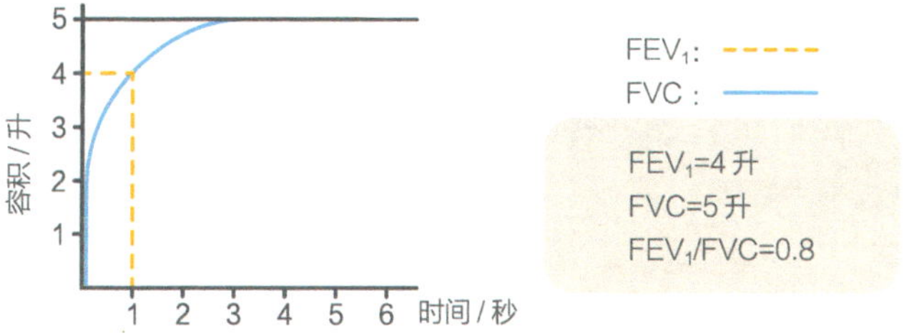

图 1　正常肺功能曲线示意

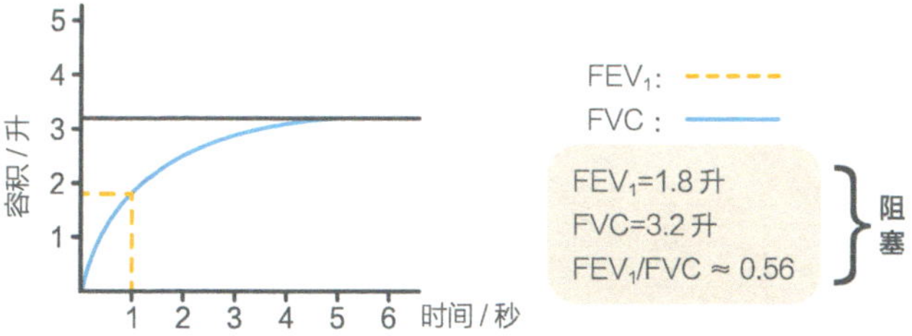

图 2　慢阻肺肺功能曲线示意

稳定期慢阻肺有哪些症状？怎么治疗？

稳定期慢阻肺患者临床症状轻微，咳嗽、咳痰和气促等症状稳定，基本不影响日常生活。

稳定期慢阻肺患者的治疗重点是减轻当前症状，防止疾病急性加重，减少慢阻肺病死率。

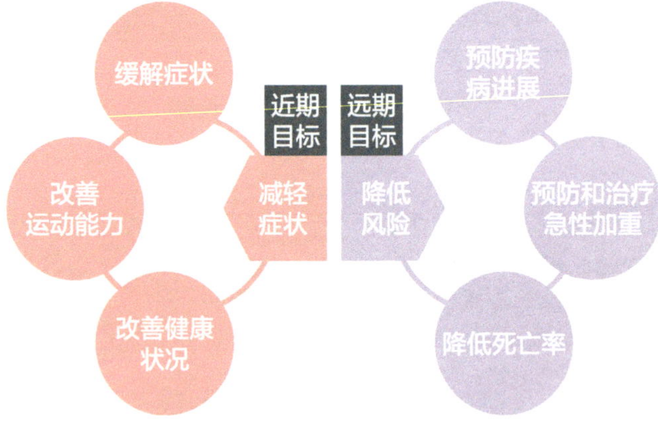

什么是慢阻肺急性加重?

当稳定期患者呼吸系统症状突然恶化并超过日常水平，就可能是慢阻肺急性加重。此时常伴有发热、气促加重、咳嗽加剧、咳痰量增多、痰液颜色或黏度改变（呈脓性）等症状。

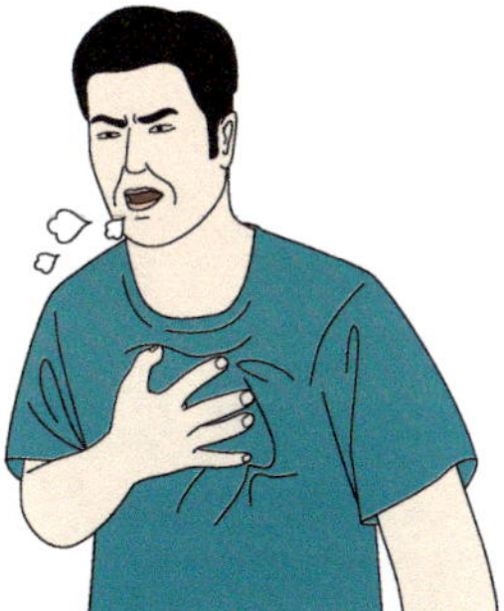

气促加重

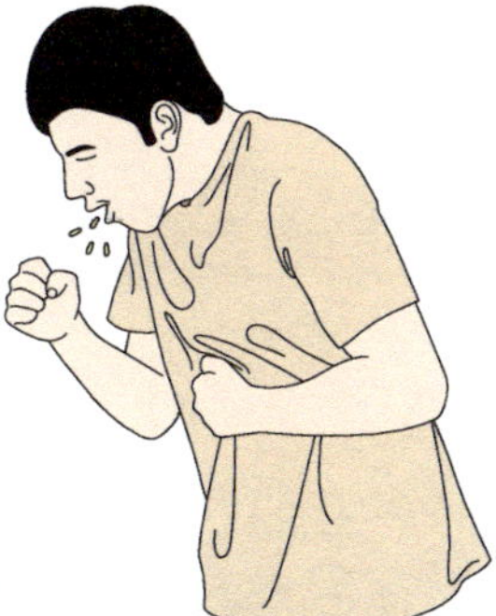

咳嗽加剧

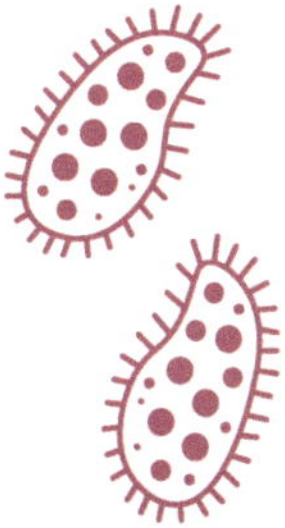

咳痰量增多或痰液呈脓性

哪些因素可引起慢阻肺急性加重？

多种因素可引起慢阻肺急性加重，常见的是上呼吸道和气管、支气管感染。此外，吸烟、空气污染、吸入过敏原、气温变化等因素，以及稳定期治疗不规范或中断等，都可能导致慢阻肺急性加重。

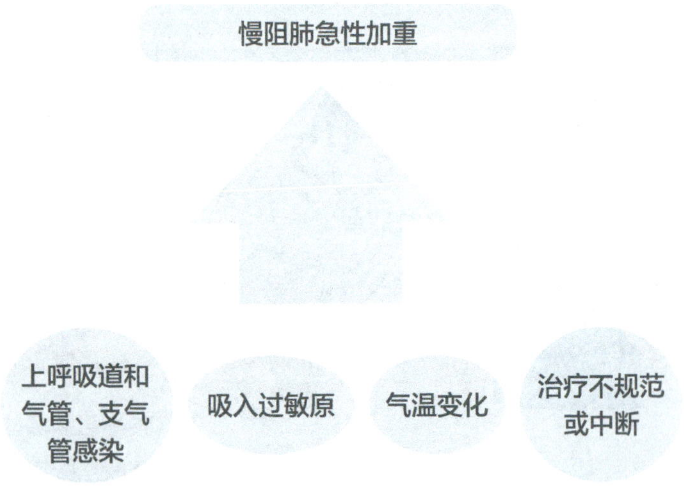

慢阻肺急性加重有哪些危害？

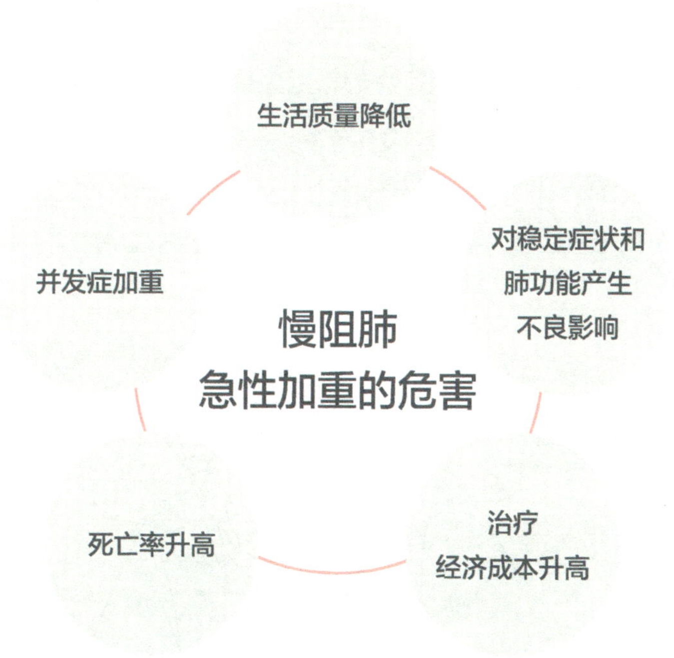

怎么划分慢阻肺急性加重的严重程度？

根据慢阻肺急性加重治疗所需要的药物和治疗场所，可将其分为三大类：

★ **轻度：** 仅需使用短效支气管舒张剂治疗。

★ **中度：** 需使用短效支气管舒张剂和抗生素治疗，有的需要加用糖皮质激素。

★ **重度：** 需要急诊、住院甚至进入重症监护室治疗。

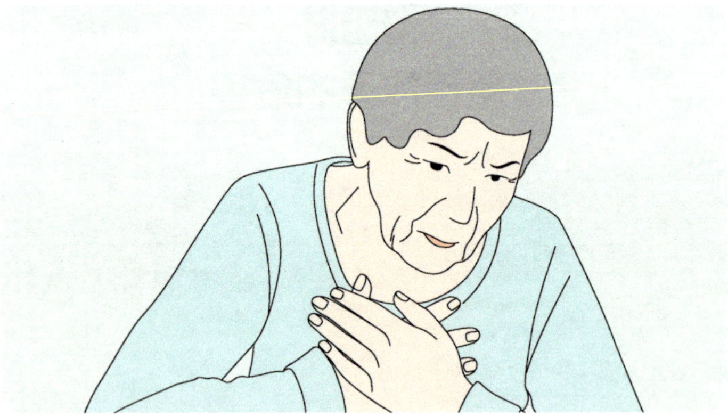

第三篇

出现慢阻肺急性加重应该怎么办?

患者出现慢阻肺急性加重需吸入短效支气管舒张剂，同时拨打120及时就医。医生将根据本次发病的严重程度，决定患者是在门诊接受治疗还是住院治疗。

吸入短效支气管舒张剂，根据情况可增加吸入剂量或频次。

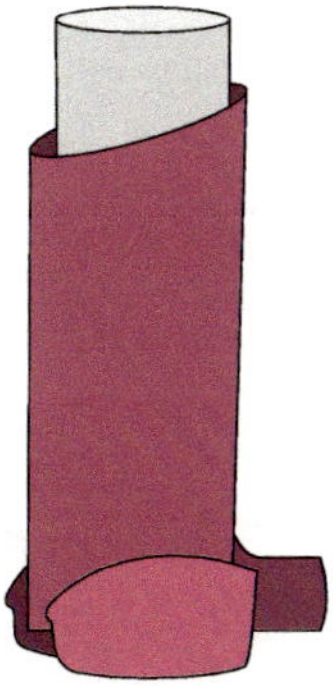

及时就医，评估慢阻肺急性加重的程度。

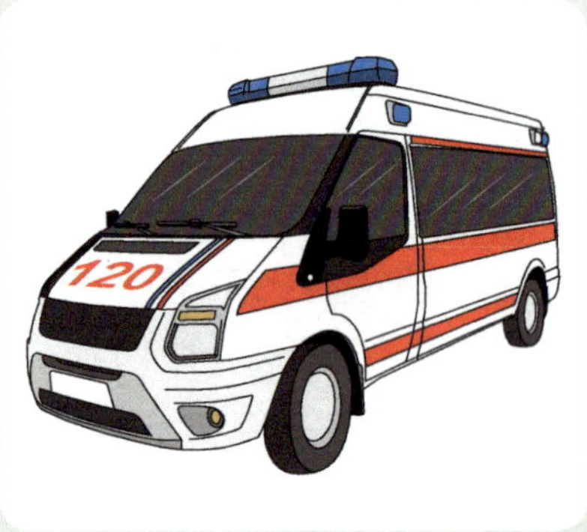

严重者须住院治疗。

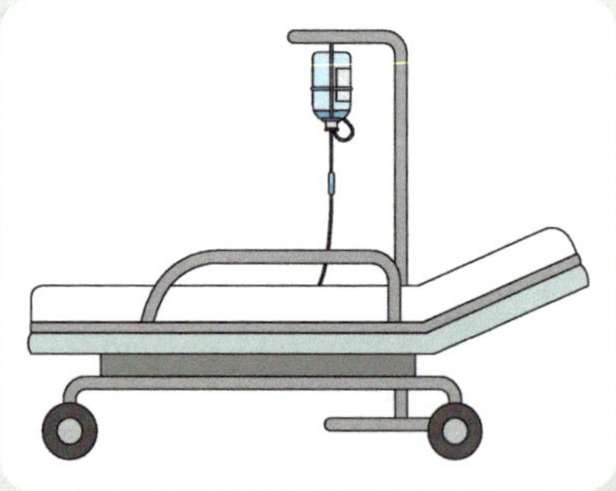

第四篇

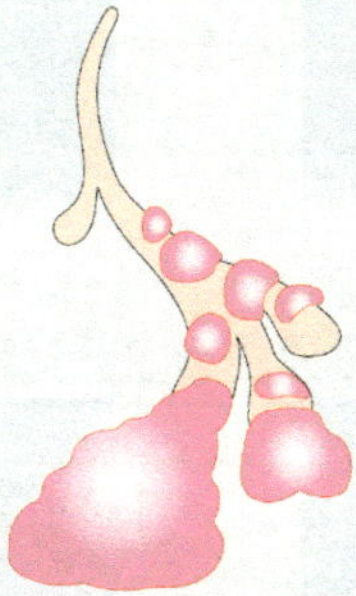

怎样治疗慢阻肺？

治疗慢阻肺的药物有哪些？

常见的慢阻肺治疗药物有支气管舒张剂（包括短效、长效 β_2 受体激动剂，短效、长效抗胆碱能药物，茶碱类药物）、吸入性糖皮质激素，以及两者的复方制剂、祛痰抗氧化药物（表6）。

表6　常见的慢阻肺治疗药物

<table>
<tr><th colspan="2">分类</th><th>常用药物</th></tr>
<tr><td rowspan="3">支气管舒张剂</td><td>β_2 受体激动剂</td><td>短效：沙丁胺醇气雾剂、特布他林气雾剂
长效：沙美特罗干粉吸入剂、福莫特罗干粉吸入剂</td></tr>
<tr><td>抗胆碱能药物</td><td>短效：异丙托溴铵气雾剂
长效：噻托溴铵吸入粉雾剂</td></tr>
<tr><td>茶碱类药物</td><td>茶碱缓释片、氨茶碱片</td></tr>
<tr><td colspan="2">吸入性糖皮质激素</td><td>布地奈德、氟替卡松</td></tr>
<tr><td colspan="2">长效 β_2 受体激动剂与吸入性糖皮质激素的复方制剂</td><td>沙美特罗替卡松吸入粉雾剂
布地奈德福莫特罗粉吸入剂</td></tr>
<tr><td colspan="2">祛痰抗氧化药物</td><td>N-乙酰半胱氨酸（NAC）、羧甲司坦、氨溴索</td></tr>
</table>

支气管舒张剂治疗慢阻肺的机制是什么？有什么不良反应？

支气管舒张剂通过直接扩张支气管，改善气流受限，从而减轻慢阻肺症状。

用药后常见的不良反应包括心动过速、手颤、头晕、出现荨麻疹、头痛等。

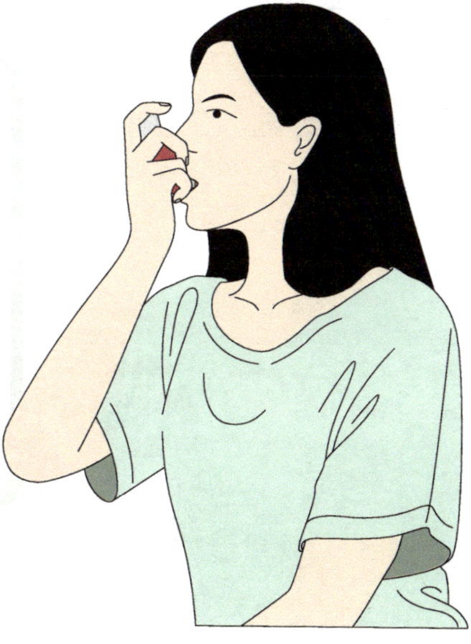

吸入性糖皮质激素治疗慢阻肺的机制是什么？有什么不良反应？

吸入性糖皮质激素主要通过降低呼吸道的炎症反应，改善呼吸症状，从而减轻慢阻肺症状。

使用吸入性糖皮质激素的不良反应一般较少，但是它可以沉积于口咽引起口腔疼痛、喉部刺激、声音嘶哑。建议患者吸药后及时用清水含漱口咽部，以减少上述不良反应。

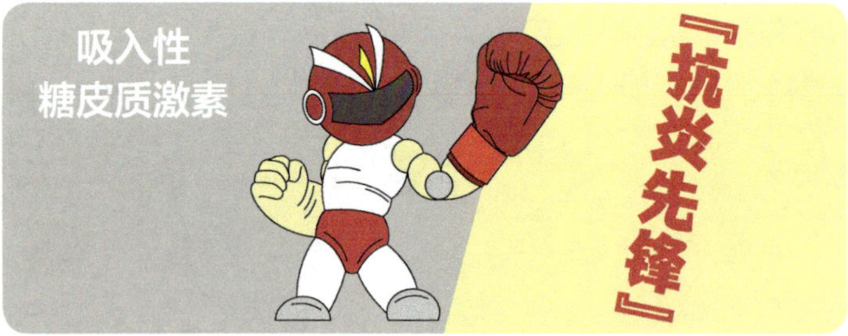

祛痰抗氧化药物治疗慢阻肺的机制是什么？有什么不良反应？

祛痰抗氧化药物是同时具有祛痰和抗氧化双重作用的药物。这类药物可以改变痰液理化性质，稀释痰液，降低痰液黏稠度，使其便于排出，改善通气功能，可坚持长期使用。

常见不良反应有恶心、呕吐、支气管痉挛，但一般药物减量后就可缓解。

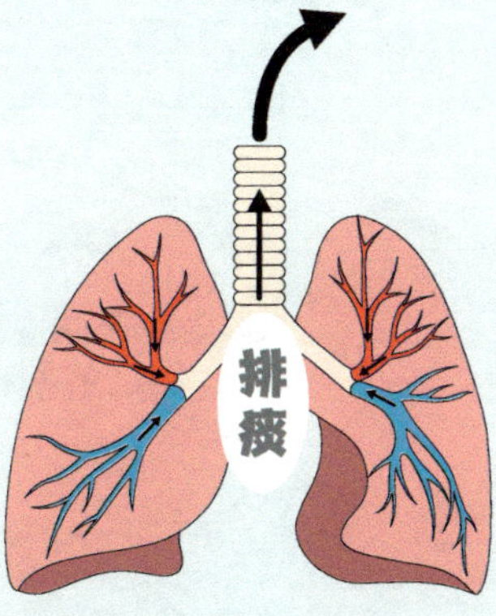

沙丁胺醇气雾剂有什么特点？

沙丁胺醇气雾剂常作为“救急”药物，数分钟就可以见效，15～30分钟效果最好。

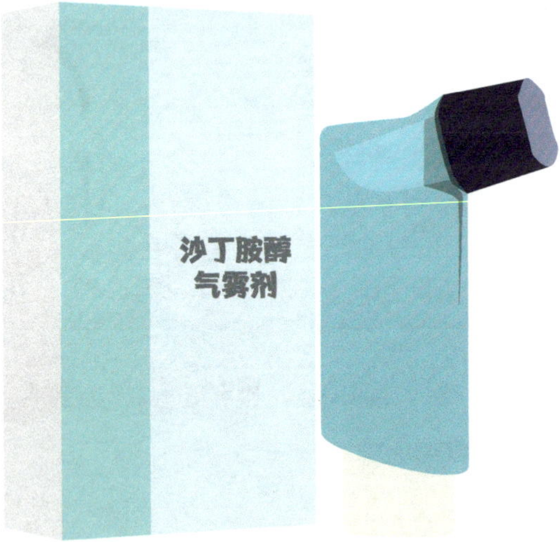

长效 β_2 受体激动剂有什么特点？

长效 β_2 受体激动剂起效快，药效持续时间长，需在医生指导下规律用药。福莫特罗干粉吸入剂一般1天2次，沙美特罗干粉吸入剂1天1次。

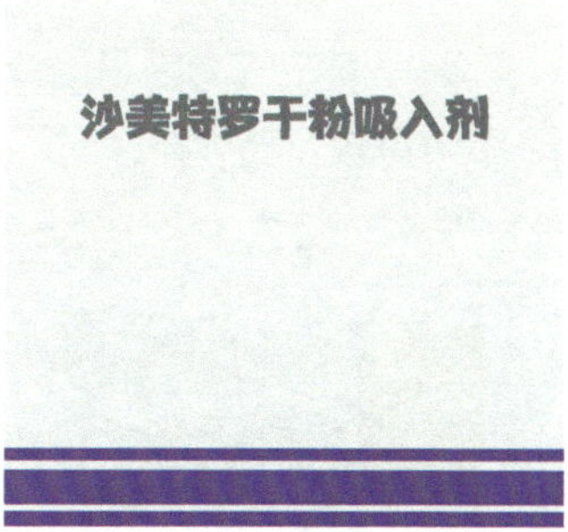

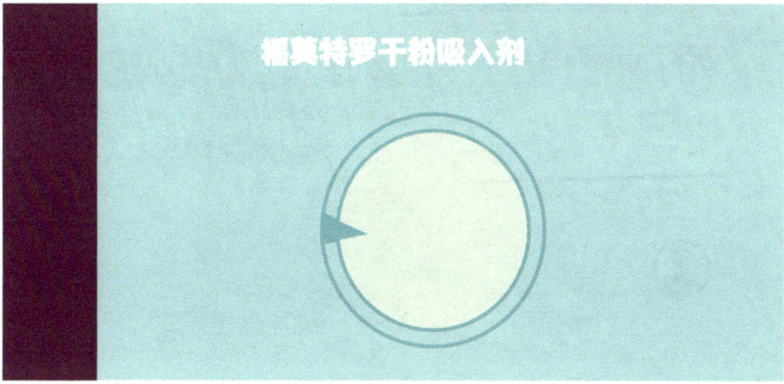

异丙托溴铵气雾剂有什么特点?

异丙托溴铵气雾剂是治疗慢阻肺的基础药物，10余分钟即可见效，药效持续时间长于短效 β_2 受体激动剂。

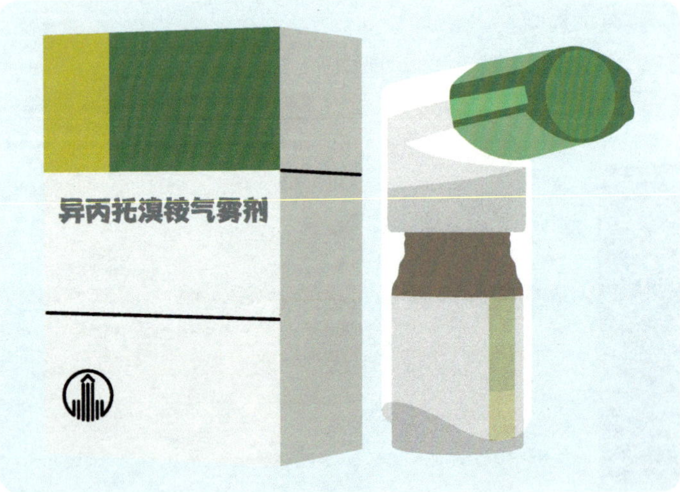

噻托溴铵吸入粉雾剂有什么特点？

噻托溴铵吸入粉雾剂是治疗慢阻肺的基础药物，见效时间小于30分钟，药效持续时间大于24小时。一般1天1次。

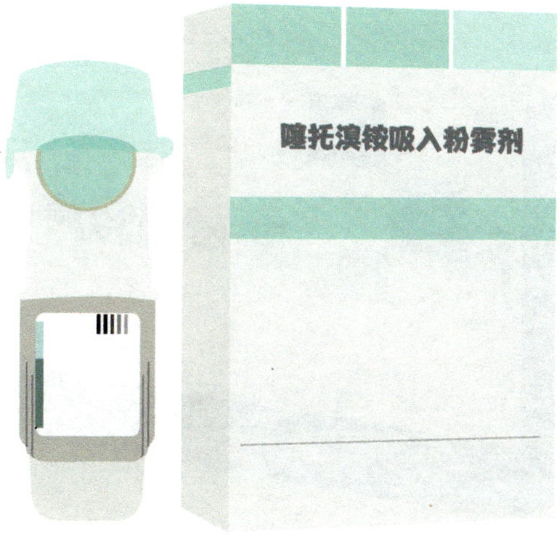

茶碱类药物有什么特点?

茶碱类药物的不良反应与剂量相关，这是茶碱类药物的一大特点。当血液中茶碱浓度大于15毫克/升时，不良反应会明显增加。较常见的不良反应有恶心、呕吐、腹痛、心动过速、呼吸急促，严重者可引起呼吸、心搏骤停。必要时需要监测茶碱的血药浓度。

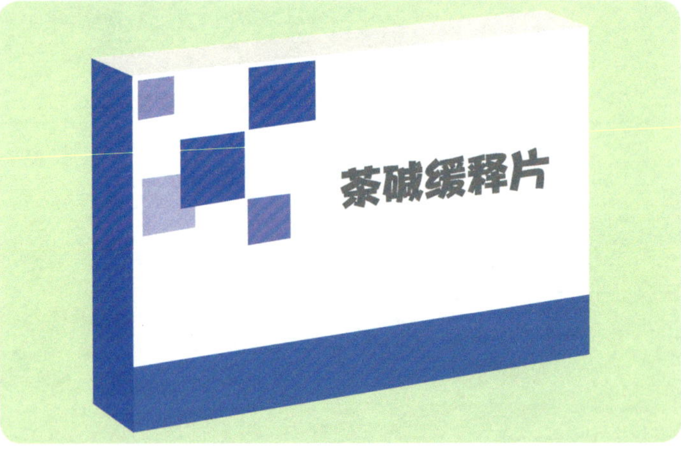

吸入性糖皮质激素有什么特点?

由于单独使用吸入性糖皮质激素不能改变肺功能的长期下降，一般不建议单用这种药物。通常在使用1种或2种长效支气管舒张剂的基础上考虑联合吸入性糖皮质激素治疗。

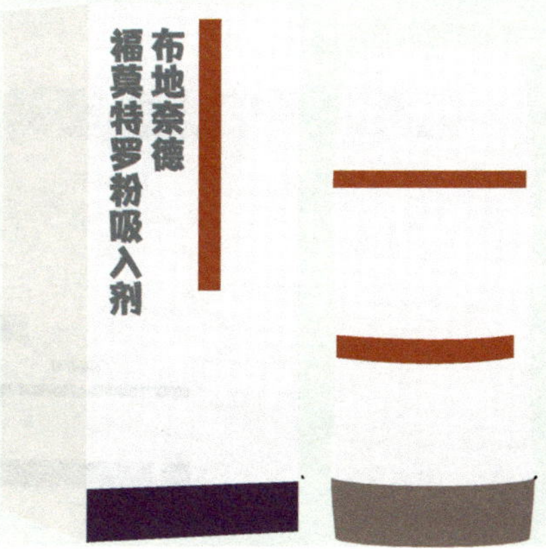

祛痰抗氧化药物有什么特点？

祛痰抗氧化药物有两种功效，在实际使用时应根据病情选择不同的剂量和疗程。如果患者不能维持长疗程大剂量用药，可以剂量减半。常见药物为N-乙酰半胱氨酸。

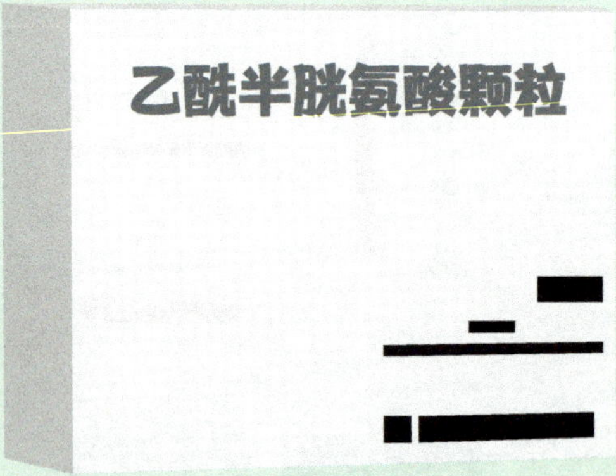

为什么慢阻肺的治疗药物多是吸入式的?

与口服药物比较，吸入式药物能使药物直达患者肺部，因此具有药物使用量少、起效迅速、全身副作用小的特点，是慢阻肺患者药物治疗的首选给药方式。

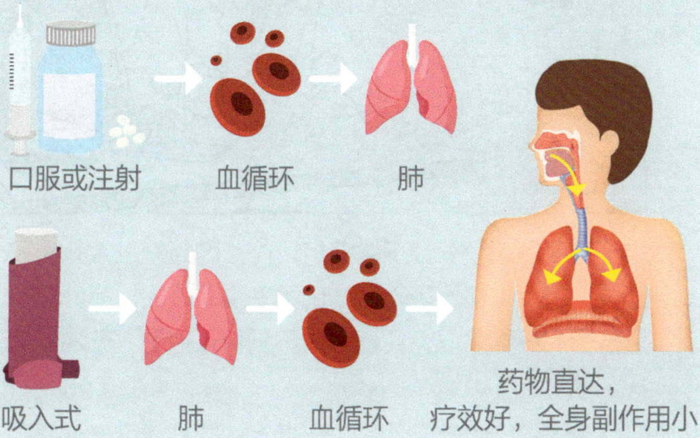

使用吸入式药物要注意什么？

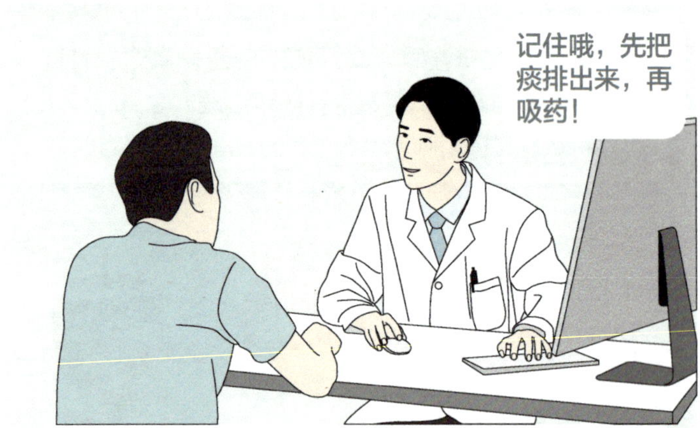

由于患者气道存在较多黏液，可能影响药物进入效应部位，因此，建议吸入药物前患者主动咳嗽排痰，然后再吸入药物，以避免药物达不到有效剂量，无法发挥药效。

怎么正确选择药物吸入装置?

有足够的吸气能力，且手口协调能力好的患者，可选择干粉吸入器（DPI）、定量吸入器（MDI）中的任意一种；手口协调能力不佳的患者，可依次选择干粉吸入器、压力型定量吸入器（pMDI）+储物罐（spacer）。吸气能力不足但手口协调能力好的患者，可依次选择雾化器、压力型定量吸入器。

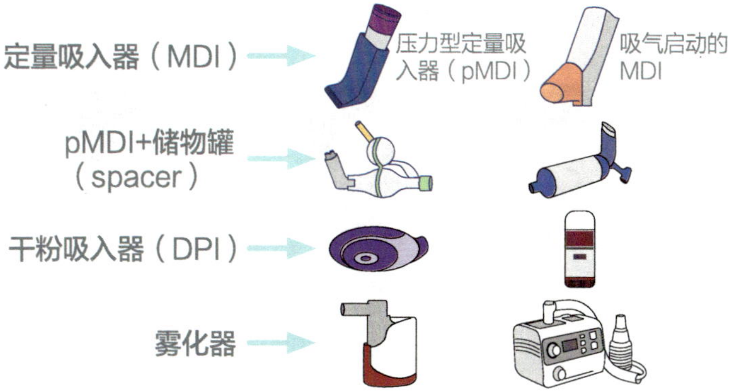

吸入式气雾剂怎么使用?

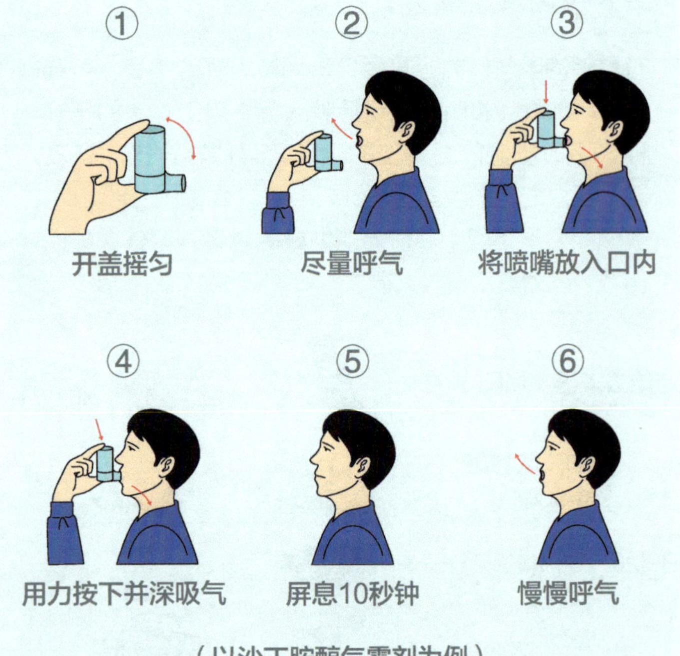

（以沙丁胺醇气雾剂为例）

干粉吸入剂怎么使用?

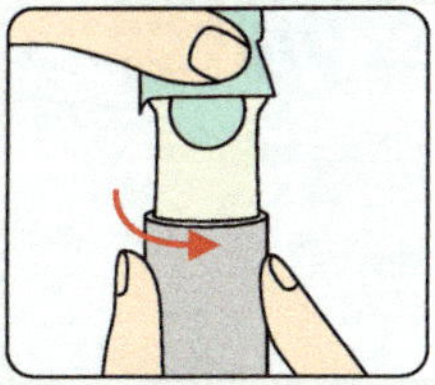

第一步：转

将透明底座按照红色箭头指示方向旋转半周，直至听到“咔嗒”声。

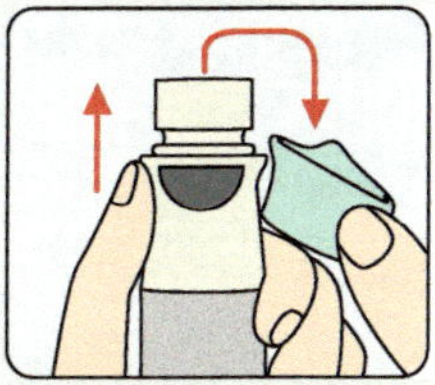

第二步：开

将防尘帽完全打开。

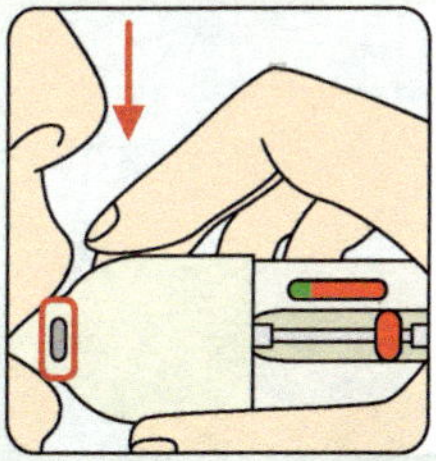

第三步：吸

先缓慢深呼一口气，然后含住口含器，缓慢按压给药按钮并尽可能长时间地吸气，屏住呼吸10秒钟或尽量长时间屏住呼吸。

（以噻托溴铵吸入粉雾剂为例）

⚠ 注意：吸气时不要遮住透气孔。

什么情况下慢阻肺患者需要转诊到综合医院的呼吸科治疗?

有以下情况时可转诊:

★ 需要做肺功能检查。经规范治疗，慢阻肺控制不理想，例如频繁急性加重。

★ 当慢阻肺出现中度或重度加重，经过紧急处理后症状没有明显缓解，需要住院或者机械通气治疗时，则需要紧急转诊。

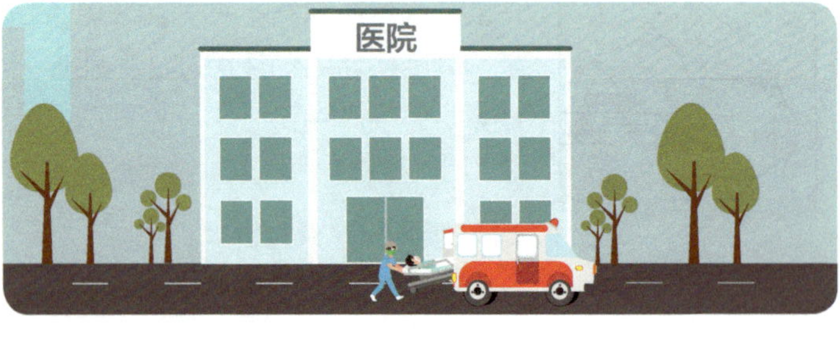

第四篇

哪些情况下慢阻肺急性加重需要住院治疗?

符合以下条件中的任意一条，都要考虑住院治疗：

★ 出现严重症状，如呼吸困难突然加重。

★ 出现急性呼吸衰竭。

★ 出现水肿等体征。

★ 存在严重并发症，如心力衰竭。

★ 高龄。

★ 以往频繁发生过急性加重。

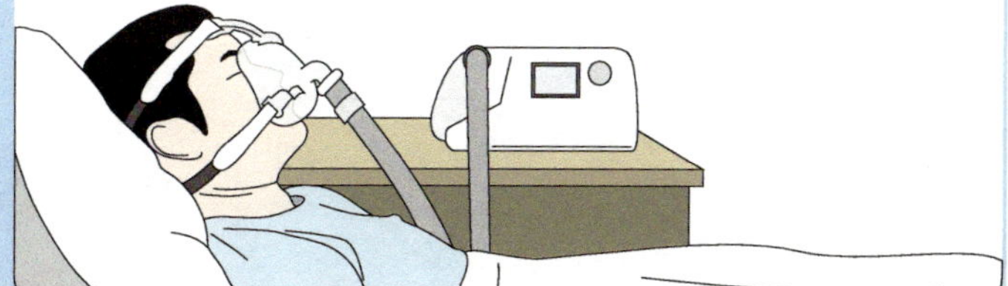

慢阻肺急性加重是否需要使用抗生素?

慢阻肺患者急性加重时是否需要使用抗生素，主要考虑以下几点:

★ 痰量是否增加。

★ 是否有黄色浓痰。

★ 呼吸困难症状是否明显加重。

只要符合以上三条，或者符合以上第二条且同时符合其他两条中的任何一条时，都需要考虑使用抗生素。

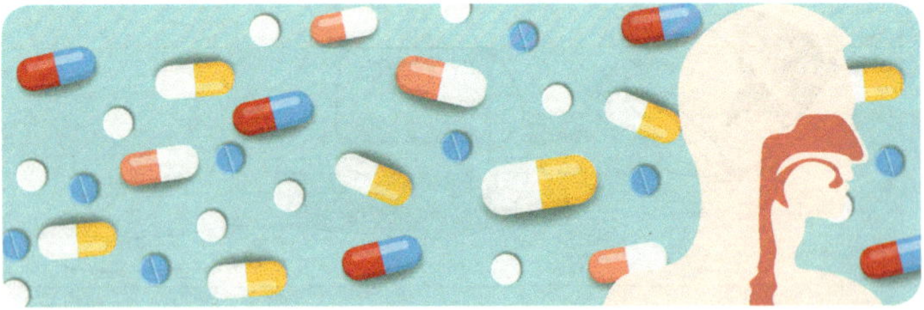

第五篇

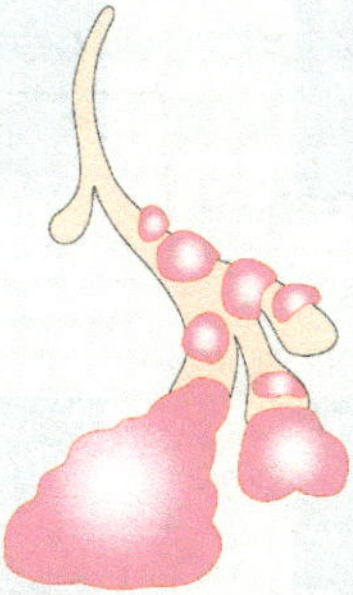

慢阻肺患者怎样进行自我管理？

戒烟

戒烟是慢阻肺患者最重要的自我管理措施。香烟中含有大量的有害物质，建议所有的慢阻肺患者都戒烟。

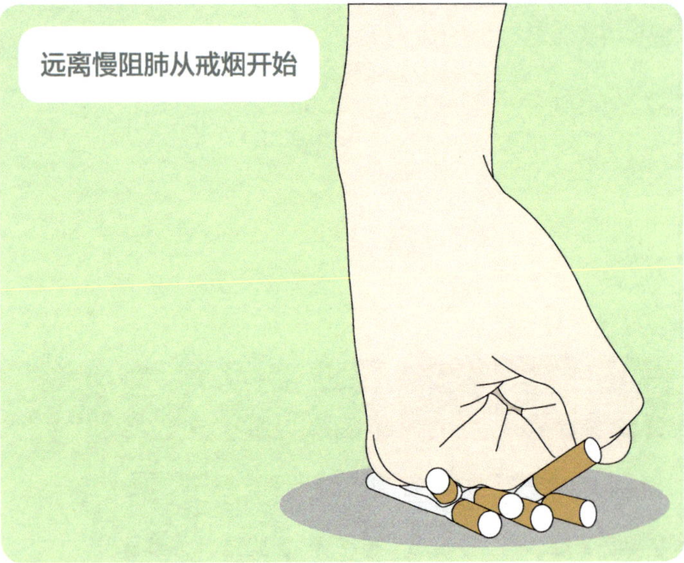

呼吸训练

呼吸训练能够有效改善慢阻肺患者的呼吸困难症状，提高患者的运动能力。建议每天练习2次，每次持续10~15分钟。

缩唇呼吸

吸气 →

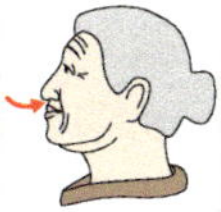

呼气 →

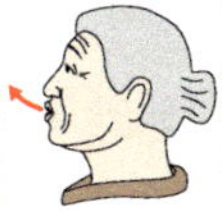

由鼻吸气、由口呼气时紧缩双唇并向前突出如吹口哨，使气体从双唇间均匀地排出，吸、呼时间之比为1：2。

腹式呼吸

吸气
腹部鼓起 →

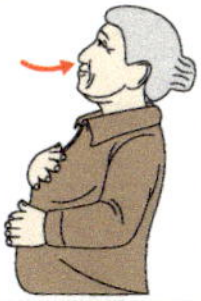

呼气
腹部凹下 →

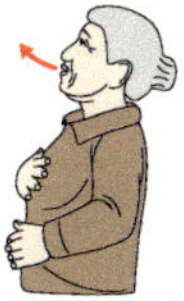

吸气时放松腹肌，膈肌收缩，使腹壁隆起；呼气时腹肌收缩，膈肌松弛，使腹部凹下。

咳痰训练

建议在雾化吸入治疗后进行咳痰训练。若经4～5次咳痰训练后仍然没有痰液咳出，则需休息一段时间后再咳，避免频繁咳嗽伤害肺部。

- ★ 患者取坐位(卧位时取屈膝侧卧位)，双手置于上腹部，先做2～4次深呼吸。
- ★ 呼气时双手施压于上腹部，用嘴慢慢呼气：上身前屈，用力强咳嗽2～3声，咳嗽时稍伸舌并张口，使得声门张开以利于痰液咳出；恢复原体位。
- ★ 由患者家属协助拍背，五指并拢，将手掌微屈成弓背形，在吸气和呼气的同时有节奏地叩击患者前胸后背。

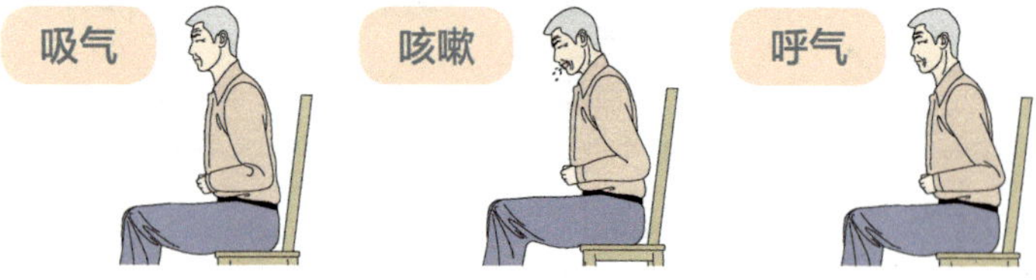

身体活动

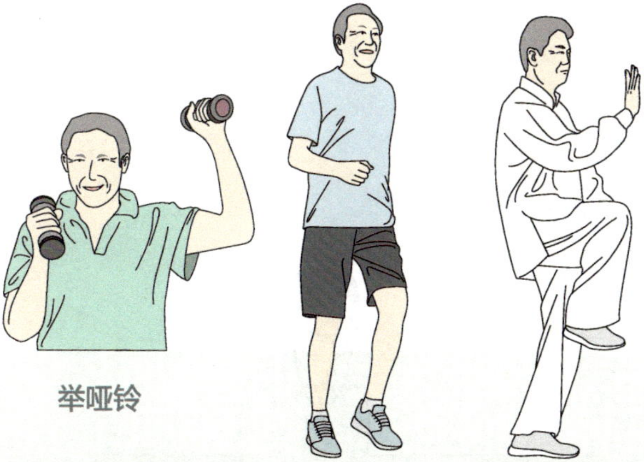

举哑铃　　慢跑　　练太极拳、八段锦等

举哑铃等力量运动和慢跑、打太极拳等有氧运动，可以提高慢阻肺患者的运动耐力，改善肺功能和生存质量。但患者要根据自己的年龄、病情严重程度量力而行，合理运动。

家庭氧疗

长期吸氧可以保证人体周围组织的氧气供应，维持重要器官的功能。

家庭氧疗建议经鼻导管吸入，流量为每分钟1～2升，每日吸氧时间大于15小时。

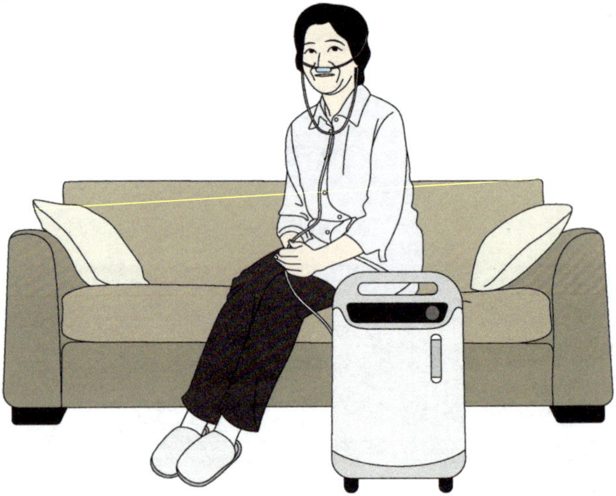

家庭无创通气

家庭无创通气指使用呼吸机辅助慢阻肺患者通气，增加患者的有效通气量，缓解呼吸肌疲劳，减少呼吸负荷，帮助患者顺利完成气体交换，改善体内二氧化碳潴留和低氧状态，减轻呼吸困难症状，提高活动能力。

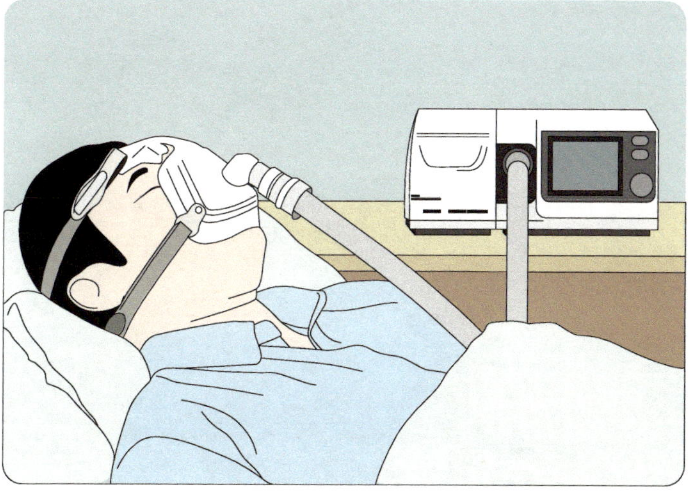

疫苗接种

慢阻肺患者，尤其是年龄≥65岁的患者，建议每年都要接种流感疫苗，每5年接种肺炎球菌疫苗。

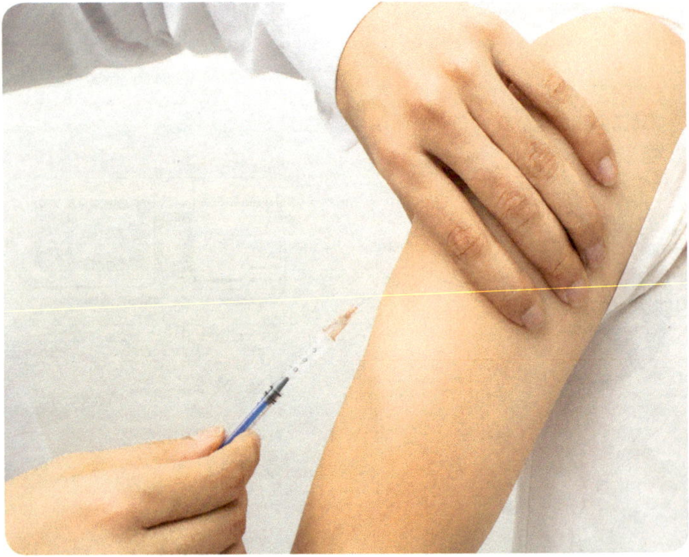

预防慢阻肺急性加重的方法

★ **减少危险因素接触：**

如戒烟，减少室内外的空气污染接触等。

★ **坚持规范的吸入治疗：**

长期坚持规范的吸入治疗，定期随访。

★ **加强营养：**

注意摄入适量的营养，忌辛辣饮食。

★ **疫苗接种：**

接种流感疫苗、肺炎球菌疫苗。

★ **家庭氧疗：**

病情较重的患者推荐长期采取家庭氧疗。

★ **呼吸锻炼：**

包括肺康复、运动训练等。

慢阻肺的预防措施

★ 戒烟且避免吸二手烟，避免接触烟雾、粉尘和有强烈刺激性气味的气体。40岁以上有长期吸烟习惯的人群，应该每年进行1~2次肺功能检测。

★ 注意保暖、预防感冒，体弱多病者也可以接种流感疫苗。

★ 科学合理地安排膳食，避免剧烈运动和过度劳累。

注意保暖
预防感冒

生活规律
劳逸结合

戒烟

避免接触有强烈刺激性气味的气体或烟雾、粉尘

树立信心
缓解压力

加强营养
健康饮食

第六篇

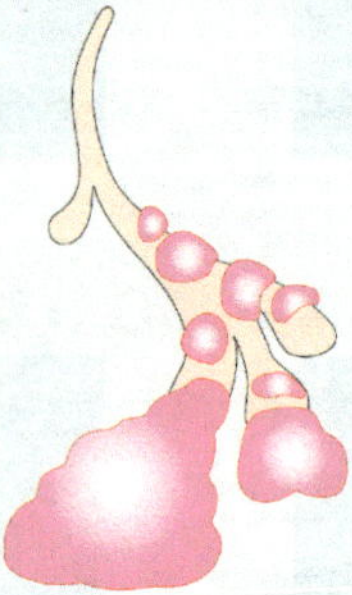

如何预防慢阻肺？

第五篇

心理建设

慢阻肺是可防可治的疾病，患者应保持良好的心理状态，树立战胜疾病的信心和勇气，这样不仅可以增强自身抵抗力，更好地控制疾病，而且还能提高生活质量。

保持平和的心态

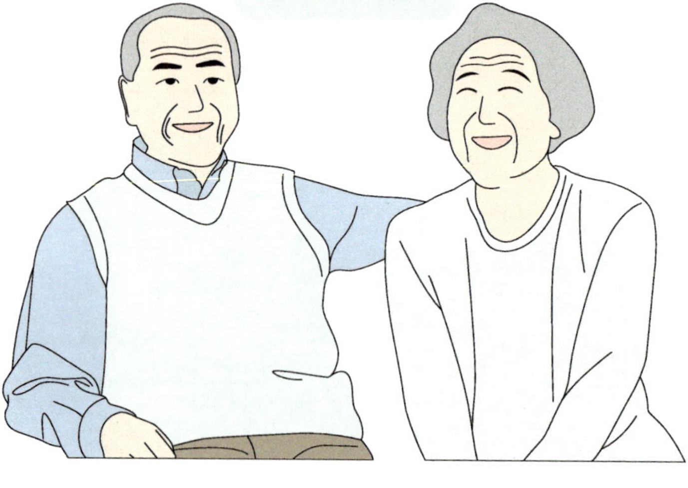

体重管理

因呼吸困难和营养吸收不良，慢阻肺患者体重会下降，而低体重慢阻肺患者的死亡率会明显增加。建议慢阻肺患者通过补充适当的营养，维持正常体重。

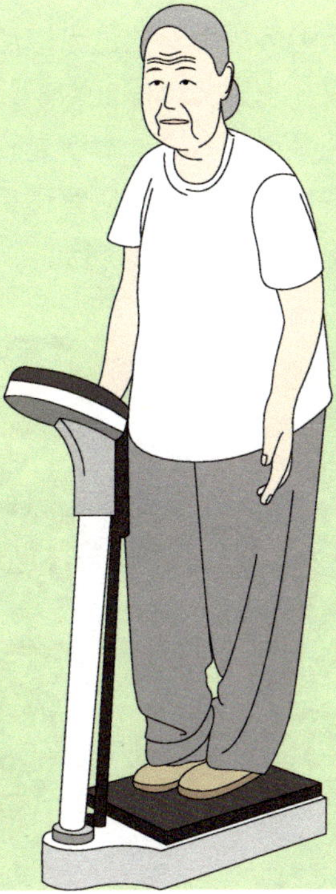

膳食营养

慢阻肺患者需要适当增加蛋白质的摄入，多吃新鲜的蔬菜、水果，以保证微量元素摄入量。多选择蒸、煮、清炖等烹调方式，食物要软烂易消化。少量多次进餐，每餐不宜过饱，餐后宜适量运动。若医生告知需限制水分摄入，应遵医嘱执行。

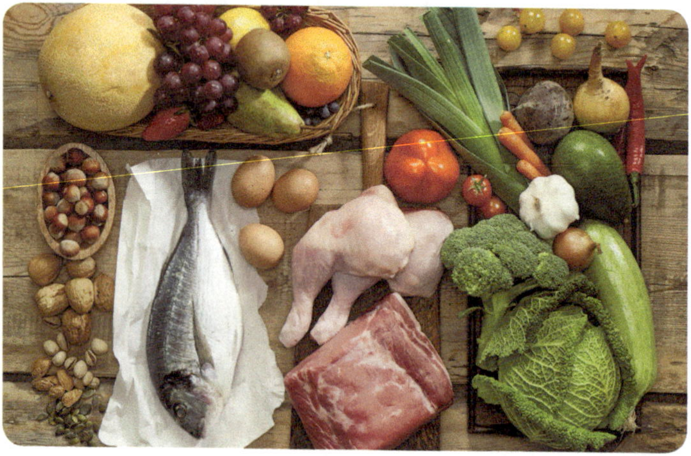